ÉTUDES

MÉDICO-PHILOSOPHIQUES

SUR LES

MALADIES NERVEUSES

CONSIDÉRATIONS GÉNÉRALES

SUR

LEURS CAUSES ET LEUR TRAITEMENT

PAR

LE DOCTEUR SAILLARD DE RAVETON

de la Faculté de Paris.

PARIS.

CHEZ L'AUTEUR,

8, RUE DU BOULOI.

1850

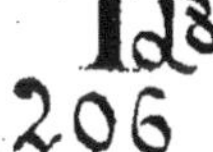

ÉTUDES

MÉDICO-PHILOSOPHIQUES

SUR LES

MALADIES NERVEUSES.

———

Prix : 1 fr.

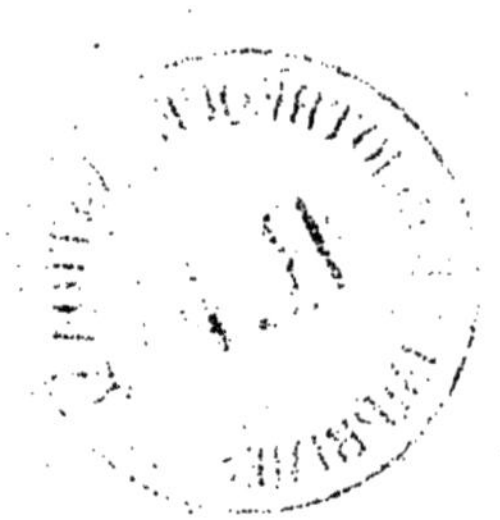

Saint-Denis. — Typographie de PREVOT et DROUARD.

ÉTUDES

MÉDICO-PHILOSOPHIQUES

SUR LES

MALADIES NERVEUSES

CONSIDÉRATIONS GÉNÉRALES

SUR

LEURS CAUSES ET LEUR TRAITEMENT

PAR

LE DOCTEUR SAILLARD DE RAVETON

de la Faculté de Paris.

PARIS.

CHEZ L'AUTEUR,

8, RUE DU BOULOI.

1850.

N'est pas médecin qui n'est pas philosophe.

Toute maladie nerveuse est capitale. C'est une lésion fonctionnelle, lésion de la vitalité; c'est, selon moi, une modification de la matière subtile, de ce fluide insaisissable qui sert à la manifestation de la vie, en mettant l'organisme en action.

De cette lésion fonctionnelle découle une foule de lésions organiques, altérations visibles, palpables, de la matière fixe qui fait la base de l'organisation.

Plus importantes à elles seules que toutes les autres réunies, ces maladies méritent particulièrement notre attention.

La plupart des médecins, cependant, les considèrent avec une indifférence aussi dangereuse qu'inexplicable.

Les uns se débarrassent de ces pauvres malades avec cette phrase banale devenue sacramentelle : « C'est nerveux; vivez avec votre ennemi. »

Les autres, moins inhumains, leur dépêchent quelques paroles de consolation, pour arriver aussitôt à leur conseil-

ler, en tous cas et toujours, le tilleul et autres remèdes in-
signifiants du même genre.

D'où vient donc cette coupable indifférence du médecin envers des maladies si redoutables? Je vais le dire
en quelques mots : Ces affections ne se manifestant d'a-
bord que par des troubles dans les fonctions vitales, c'est-
à-dire n'attaquant et ne modifiant encore que la matière
fluide et mobile de nos organes, et non leur substance
solide, basique, n'offrent dès lors aucune lésion appréciable aux sens, et ne sont, en conséquence, pour les médecins inattentifs, que des accidents abstraits, sans valeur.

Et plus tard, ces désordres nerveux seront regardés
comme n'ayant été que les premiers symptômes des maladies organiques, tandis que, au contraire, ils les auront
fait naître.

Ignorent-il donc, qu'à leur origine, toutes les connaissances humaines ne procèdent que par des formes abstrai-
tes? En sont-elles pour cela moins exactes....

Pourquoi la médecine, l'une des plus positives de toutes,
quoiqu'on en dise, ferait-elle exception? La vie, qu'elle a
pour but de protéger, est-elle autre chose elle-même
qu'une abstraction, la plus profonde de toutes, inconnue
dans son essence, appréciable seulement dans ses effets?

Deux mots sur l'anatomie et la physiologie du système
nerveux, avant d'entrer dans quelques généralités sur les
maladies qui lui sont propres.

Je divise le système nerveux général en deux systèmes
particuliers, bien distincts : en cérébro-spinal qui préside
à la vie animale ou de relation ; en ganglionaire, ou grand

sympathique, qui préside à la vie organique ou de nutrition.

Le cérébro-spinal, très-volumineux, se compose : **1°** de l'encéphale qui, contenu dans le crâne, comme son nom l'indique, comprend le cerveau, le cervelet et la moelle allongée; **2°** de la moelle épinière logée dans le canal rachidien.

De l'encéphale et de la moelle épinière naissent une multitude de cordons, appelés nerfs, qui vont se distribuer aux organes des sens, aux vaisseaux et aux muscles.

Le cerveau est le siége de l'intelligence et des mouvements volontaires; le cervelet est le siége de la sensibilité.

Le ganglionaire, ou grand sympathique, n'est point, comme le cérébro-spinal, volumineux et renfermé dans une cavité spéciale. Mince, très-délié, il s'étend, depuis la tête jusqu'au bassin, de chaque côté de la colonne vertébrale; il forme çà et là une foule de plexus et de ganglions, il se mêle à tous les organes contenus dans le ventre et la poitrine, les rattache entre eux et les tient sous sa domination.

Ces deux systèmes communiquent par leurs extrémités qui s'anastomosent en mille points divers; sans cesse et à notre insu, ils réagissent l'un sur l'autre, car chacun d'eux a son centre d'action.

Dans l'encéphale est celui du premier; celui du second est dans le plexus solaire, sous la région épigastrique.

On s'est passablement occupé du cérébro-spinal; nous en connaissons tous les importantes fonctions.

Le grand sympathique, au contraire, n'est guère connu que de nom, et l'on ne se doute pas de quelle importance est le rôle qu'il joue dans l'économie.

C'est lui qui préside à toutes les fonctions de la vie organique : génération, nutrition, circulation, respiration, mouvements involontaires, dits organiques, etc. Il est aussi à la tête des passions : chacun sait quelle est la force de son empire, et s'il ne commande pas au cerveau plutôt qu'il ne lui obéit!

N'aurait-on pas dû juger, même *à priori*, que ce système nerveux pouvait être atteint de maladies nombreuses et variées comme les importantes fonctions qui en dépendent, et que, de même que chacune de ses parties est, à l'état sain, douée, dans chaque organe, d'un mode de vitalité différente et spéciale à la fonction qu'elle y remplit, de même, étant malade, elle offrirait des symptômes différents et spéciaux? C'eût été logique, c'eût été vrai. Eh bien I non, on ne l'a pas fait!

On a voulu rapporter tout au cerveau et le regarder comme la source de toutes les maladies nerveuses. On n'a tenu aucun compte du grand sympathique où elles siégent presque toutes : l'hystérie, l'érotomanie, l'hypochondrie, la gastralgie, l'entéralgie, les névroses du cœur, du poumon, du foie, du rein, de la vessie, et une foule d'autres peu connues, en naissent directement ; et si on n'a pu, jusqu'ici, se rendre bien compte de ces maladies, c'est parce qu'on en a placé, à tort, le siége dans le cerveau.

Leurs symptômes sont trompeurs, je l'avoue; il faut être fort habitué à les observer pour ne pas s'y méprendre : c'est souvent le lieu d'où vient le mal qui reste le plus calme.

L'enchaînement, la sympathie qui existent, tant à l'état de santé qu'à l'état de maladie, non-seulement entre chaque partie d'un même système, mais entre les deux systèmes entre eux, sont tels que le trouble de l'un se fait sentir sur l'autre, quelquefois avec tant de rapidité, que tous deux semblent avoir été simultanément frappés, bien qu'en réalité ils l'aient été l'un par l'autre, et conséquemment, l'un après l'autre.

N'oublions pas cette vérité; elle nous rendra compte de toutes les bizarreries des affections nerveuses, elle nous en fera connaître la source. C'est en la méconnaissant qu'on se trompe si souvent sur leur point de départ, sur leur véritable siége; c'est pour cela qu'on le place dans le cerveau, lorsqu'il est dans l'utérus, par exemple; erreur d'autant plus grande qu'elle est non-seulement de lieu, mais de système; et le mal n'étant point attaqué à sa source résiste à tout traitement.

Le système nerveux, c'est l'organe des organes, c'est l'homme tout entier. Il vivifie tout notre être, il distribue à chacune de ses parties, non-seulement la vie, mais encore le genre de vitalité qui lui convient.

Un aussi important système, dans lequel réside le principe du mouvement, de l'intelligence, de la sensibilité, de toutes les facultés, en un mot, devait différer du reste du corps, sinon par la nature, du moins par la qualité de la substance qui entre dans sa composition. Elle devait être plus fine, plus délicate que toute autre, cette sorte de matière appelée à développer l'influx nerveux, ou plutôt préparée à se convertir en ce fluide vivifiant qui modifie sans cesse tous les liquides et les solides de l'économie; car elle ne sert pas simplement de conducteur à ces mêmes fluides , comme l'ont prétendu certaines autorités.

Je n'ose l'appeler pensante,... et pourtant c'est d'elle aussi qu'émane la pensée !... je ne sais comment.

Ne serait-ce pas ainsi?... Une partie d'elle-même se fluidifierait, se subtiliserait, se dégagerait et irait toucher, à distance, les autres corps de la nature qui l'auraient sollicitée et attirée vers eux en venant à elle.

Ces qualités matérielles que nous venons de signaler, et qui sont les seules que nous puissions saisir, la substance nerveuse les possède réellement; de sorte qu'on dirait qu'elle tiendrait de l'esprit et de la matière, qu'elle serait une sorte de transition de l'un à l'autre, étant appelée à agir également sur l'un et sur l'autre, comme l'un et l'autre agissent sur elle.

Dans cette hypothèse, l'appareil nerveux serait le lien qui rattacherait l'âme au corps, qui les mettrait en harmonie, et établirait les rapports entre eux et le monde matériel et moral. Par lui, l'âme communiquerait ses ordres à nos organes; il serait le véhicule de toutes nos sensations, de toutes nos impressions. Enfin, qu'il détermine la pensée, ou qu'il serve seulement à la manifester; ce qu'il y a de certain, c'est que le système nerveux modifie sans cesse la matière dont nous sommes formés, et que le jeu de ce délicat appareil constitue la vie. Vient-il à cesser ses fonctions, la vie cesse avec elles.

Il était également permis de conclure, *à priori*, que la substance nerveuse, comme principe générateur de toutes les autres substances, devait nécessairement avoir reçu la vie avant elles. C'est précisément ce qui a lieu.

Dès la première évolution du germe, on découvre les centres nerveux, d'abord seuls ; puis bientôt on voit apparaître le cœur, les intestins, et successivement les autres organes que ces centres groupent autour d'eux.

Je borne ici mes considérations déjà trop étendues pour cette courte brochure.

Ces idées seront plus amplement développées dans mon traité des maladies chroniques et nerveuses.

Ce que j'ai dit du système nerveux suffit, ce me semble, à démontrer l'importance des maladies qui lui sont propres ; on peut apprécier déjà leur influence sur toutes celles qui affectent l'espèce humaine, sur celles-là même qui paraissent lui être le plus étrangères. Et en effet, aucun dérangement, quelque léger qu'il soit, ne peut survenir dans aucun organe, dans aucune de ses parties, dans aucun de ses tissus, sans que la vitalité, cette fonction nerveuse, ait été préalablement troublée.

La science des affections nerveuses ne saurait être, on le voit, une spécialité restreinte comme tant d'autres ; elle embrasse nécessairement tous les genres de maladies. Plus qu'aucune autre, elle exige de longues et sérieuses études, des connaissances physiologiques étendues et profondes, et en outre, surtout, une aptitude particulière.

Posséder cette science, c'est avoir atteint le point culminant de l'art médical. De là, on en contemple distinctement l'ensemble ; on en maîtrise les détails qui se combinent dès lors dans un sens d'unité.

Frappé, dès mon entrée dans la carrière médicale, du grand nombre d'affections nerveuses qui s'offraient à mes observations, des souffrances continuelles des malades, des dangers auxquels ils étaient à chaque instant exposés, de leur malheureuse existence suivie d'une fin déplorable ; affligé de ne voir apporter à tant de maux nul remède efficace, et de ne pas trouver, sur ce point essentiel de l'art de guérir, des ouvrages satisfaisants à consulter, un maître à suivre ; irrité même du faible intérêt, ou, pour mieux dire, de l'indifférence du médecin dans des affections aussi graves, je résolus de me livrer tout entier à cette partie la plus élevée et la plus importante de la médecine.

Des guérisons nombreuses et des succès, souvent inespérés, m'ont bien récompensé ; et je me félicite, aujourd'hui, d'avoir consacré vingt années de travaux assidus, de recherches et d'expériences, à ce genre de maladies.

Causes.

Nous citerons parmi les plus communes et les plus puissantes : le progrès de la civilisation, l'éducation vicieuse donnée surtout à la femme ; une vie sédentaire, molle, efféminée, le développement factice et prématuré de l'intelligence, la lecture de romans voluptueux, les images lascives, l'onanisme ; une constitution nerveuse et détériorée, le séjour des grandes villes, les habitations étroites et mal aérées ; les veilles prolongées, le luxe comme la misère, les excès comme les privations de toutes sortes ; un

changement subit dans les occupations, et surtout le pas-
sage d'une vie active à une vie apathique ; une nourriture
malsaine, trop délicate, une sensibilité trop développée,
une imagination ardente ; les études sérieuses trop assidues,
et généralement tous les forts travaux de l'esprit ; la jalou-
sie, la surprise, la frayeur, l'emportement ; les déceptions
nombreuses et les épreuves de tous genres qui attendent
l'homme à chaque pas dans la vie, quels que soient le sexe
et la condition ; le sexe féminin, certains phénomènes qui
lui sont propres, la transmission héréditaire, la plus puissante de toutes ; l'abus des saignées, de la diète, des bains
chauds et émollients, des gommeux, des mucilagineux, et
même des toniques, des calmants narcotiques, des excitants
anti-spasmodiques, des vomitifs, des purgatifs, des exutoi-
res, etc. ; les plaies et ulcères douloureux, la blessure des
nerfs, certaines opérations chirurgicales ; l'absorption des
miasmes, les piqûres d'insectes et autres animaux véni-
meux ; les empoisonnements, les aliments frelatés, et enfin
certaines maladies virulentes, si communes de nos jours,
et plus encore, leur traitement empirique.

Symptômes.

Comme on le voit, si les causes capables de développer
les maladies nerveuses sont en grand nombre, les symptômes offerts par ces affections sont innombrables ; ils se

montrent même si bizarres et si variés que, jamais. peut-être, ils ne se sont présentés parfaitement.identiques chez le même individu : car, si multiples qu'ils soient déjà eux-mêmes, ils varient encore comme la physionomie de chaque malade qui les présente ; de telle sorte qu'il serait très-difficile, sinon impossible, d'en tracer une description assez exacte pour en donner une juste idée.

Le mouvement, la sensibilité, l'intelligence, peuvent être, ensemble ou séparément, troublés, pervertis, anéantis.

Ce ne sont, quelquefois, que de légers spasmes, quelques palpitations, un peu d'étouffement, des faiblesses ; d'autres fois, au contraire, ce sont de fortes convulsions, des angoisses, des suffocations, des étranglements, de longues et profondes syncopes.

Tantôt, des douleurs faibles, vagues, passagères, supportables, mais indéfinissables ; un peu de légèreté ou de pesanteur de tête, des éblouissements, des tintements, des bourdonnements d'oreille, petits, fugaces, peu gênants ; tantôt, des douleurs aiguës, fixes, persistantes, faisant éprouver toutes les impressions imaginables de chaud, de froid, de fourmillement, de serrement, de pincement, de piqûre, de déchirure, de percussion, etc. ; des tintements, des bourdonnements d'oreille intenses et continus ; des étourdissements effrayants, à renverser par terre.

Les symptômes offerts par l'intelligence sont encore plus extraordinaires et plus alarmants.

L'esprit est triste, morne, abattu, hébété et en même temps bizarre, capricieux, inconstant, inquiet et irritable au delà de toute expression. Souvent l'attention du malade est fixée sur un même objet, presque toujours sur sa santé ou son avenir; alors, il étudie avec anxiété tout ce qu'il ressent; l'impression même la plus légère l'agite et l'épouvante; il se croit atteint d'une maladie horrible, incurable, extraordinaire, que nul autre que lui n'a éprouvée et qu'aucun médecin ne connaît, s'appliquant en même temps toutes celles qu'il voit, qu'il lit ou. dont il entend parler; il est dégoûté de la vie... Et cependant il craint la mort!

Tout s'assombrit pour cette imagination devant laquelle le grand tableau de la vie se déroule sous un aspect de plus en plus. noir, de plus en plus désolé, et lui ravit tout espoir de bonheur.

Plus de repos : agitation continuelle, hallucinations, idées fantasques pendant le jour; hallucinations encore, images fantastiques, rêves effrayants pendant la nuit.

Tel est l'état affligeant d'un grand nombre de malades, nombre beaucoup plus grand qu'on ne se l'imagine, presque tous s'appliquant à dissimuler la cruelle anxiété et le profond chagrin qui les dévorent.

Le mal, il est vrai, n'atteint pas chez tous le même degré, et rarement il est continuel. Aussi voit-on, parfois, la gaîté succéder à la tristesse, gaîté folle et maladive, sans doute, mais qui soulage néanmoins.

Les symptômes que je viens de décrire, bien que communs à toutes les névroses, appartiennent plus particulièrement encore à l'hypochondrie et à l'hystérie. Du reste, les maladies de ce genre sont tellement liées entre elles, elles offrent tant d'analogie, qu'il est difficile d'assigner à chacune une limite exacte. Elles ont aussi une si grande tendance à se transformer les unes dans les autres, que la névrose la plus légère peut devenir la plus grave de toutes ; le tintouin, le spasme, mènent à l'apoplexie, à la paralysie ; l'hystérie et l'hypochondrie, à l'épilepsie et à la folie.

Non-seulement les maladies nerveuses se convertissent fréquemment en d'autres maladies du même genre et beaucoup plus graves, ou bien elles leur donnent naissance, sans changer de caractère et sans se confondre avec elles, mais elles développent aussi une foule de maladies organiques qui semblent, par leur nature, leur être entièrement étrangères : telles que phthisie, cancer, ulcères, dartres, indurations, ramollissements, tumeurs et dégénérescences de tous genres, de toutes formes et de toutes couleurs, n'épargnant aucune partie du corps et appelant, presque toutes, la mort sur les malheureux qui en sont atteints.

Sans produire de lésions matérielles, la névrose fait plus d'une victime ; pour cela, il n'est pas nécessaire que des accidents d'une apparence grave l'accompagnent, car elle peut être fort dangereuse sans que les symptômes l'annoncent.

Combien de fois n'avons-nous pas vu maigrir, languir et mourir des infortunés chez qui nous n'avions remarqué qu'un peu de faiblesse et de mélancolie ! !

En vain, pour expliquer cette mort, avons-nous cherché une lésion organique ; il n'y en avait pas trace ; tous les organes étaient sains.

Dans ce cas, sans doute, seul frappé, l'influx nerveux, ce fluide neutre animal, ce principe constituant de la vie, quel que soit le nom qu'on lui donne, s'était dissous et les avait abandonnés ; tandis que dans d'autres cas, au contraire, il ne quitte nos organes que lorsqu'ils sont plus ou moins désorganisés, rongés, putréfiés.

Si les causes morales exercent incontestablement une action directe, très-puissante sur la production des maladies nerveuses, celles-ci exercent à leur tour une action aussi puissante et non moins certaine sur la production des maladies organiques.

Ce sont là des faits qui se passent chaque jour sous nos yeux et que tout le monde remarque. L'explication en est difficile ; personne, à notre connaissance, du moins, ne l'a encore tentée.

Pour démontrer nettement cette action du moral sur le physique, et réciproquement ; pour éclaircir suffisamment ce côté encore obscur de la science, il faudrait savoir comment l'esprit peut agir sur la matière, comment ces deux principes peuvent s'allier, s'ils sont si dissemblables ; il faudrait enfin connaître le levier de la pensée : thèse ardue que les plus téméraires n'abordent qu'en tremblant.

Nous sentons l'existence de cette puissance ; voilà tout. Contentons-nous en donc, puisque la nier, ce serait nier la vie. Apprécions seulement les effets produits par l'action de cette force ; seuls ils nous la rendent évidente, seuls ils supportent l'examen ; gardons-nous de nous égarer dans des conjectures sur les causes premières, connues de Dieu seul.

Prenons pour exemple une des causes les plus communes, le chagrin ; suivons-en les effets, pas à pas ; ce que

2

nous dirons de cette cause peut s'appliquer à presque toutes les autres. Nous la verrons, ou constituer elle-même une sorte de névrose, ou développer les espèces variées de ce genre d'affection d'où naîtront, ou pourront naître des lésions organiques.

Qu'est-ce donc que le chagrin? Quels sont les troubles qu'il produit dans l'économie?

Le chagrin est la négation de la joie, comme le froid est la négation de la chaleur; comme la chaleur entretient la vie, de même la joie entretient la santé.

Privé de ce stimulus salutaire, l'individu en proie au chagrin ferme son cœur à tout ce qui l'entoure : il s'isole en lui-même; il ne donne rien; il ne reçoit rien; le mouvement s'exerce mollement, il se ralentit : la vie diminue.

Ainsi donc, le chagrin affaiblit, décourage, abat, énerve; le cerveau, ce grand centre nerveux, organe de la pensée, est frappé directement; ses fonctions, d'abord affaiblies, ralenties, troublées, perverties, finissent presque toujours par devenir très-exaltées.

Des désordres semblables se manifestent dans les autres fonctions de l'économie, mais la marche qu'ils suivent est inverse quand ils sont dûs à une cause violente. D'abord, c'est l'exaltation.

Tous nos organes sont affaissés ou irrités; la contractilité de leurs tissus devient extrême, ou perd toute énergie. La digestion, la circulation, la respiration, la nutrition, les sécrétions ne s'accomplissent plus régulièrement et d'une manière salutaire. La digestion stomacale donne un chyme

mal élaboré, vicié, que la digestion intestinale convertit en
chyle de plus mauvaise qualité encore , sans consistance et
sans homogénéité, pour être mêlé au sang veineux dans
une circulation désordonnée, trop lente ou trop précipi-
tée, qui va le soumettre à l'action vivifiante de l'air, dans
des poumons malades , comme le reste de l'économie, et
d'où il sortira, après avoir subi une hématose incomplète ,
mal oxygéné, presque aussi pauvre qu'avant d'y être entré.

Tel est le mélange porté dans l'interstice de nos tissus ,
pour y être converti en leur propre substance, à l'aide de
l'assimilation, cette autre fonction dont la puissance est également détruite en partie. Telle est la nourriture dont nos
organes sont sans cesse repus et abreuvés.

Un tel chyle, je le demande, qui aura passé par une série
de fonctions dont chacune devait lui faire subir une nou-
velle transformation, lui communiquer une qualité nou-
velle, le purifier, le préparer de plus en plus à recevoir la
vie, ou, ce qui paraît plus juste , lui en donner chacune un
degré nouveau ; ce chyle, arrivant à nos organes pour les
alimenter, presque sans modification aucune, brut en quelque sorte, tant il est mal sanguifié, sera-t-il capable de les
vivifier, de les développer, de réparer la perte qu'ils éprou-
vent, à chaque instant, en vie et en matière !

Non, certes, une telle humeur circulante, au lieu de
nourrir et de fortifier ces organes, les affaiblira et les dété-
riorera davantage ; elle leur portera l'altération et la mort
plutôt que la réparation et la vie.

Loin de répandre dans l'économie une substance tout à
la fois vivifiante, nutritive et rafraîchissante, elle déposera

dans les cellules de ses tissus cette matière morbifique, dite strumeuse, tuberculeuse, une lymphe plastique, de la sérosité en abondance, des concrétions corrosives et désorganisatrices de toutes formes, de toutes natures, qui seront le germe, la source de la phthisie, du squirrhe, du cancer, des dartres, des ulcères, des scrofules, des tumeurs blanches, de la goutte, de l'hydropisie, d'écoulements divers, de kystes, etc.

Qu'ils sont nombreux et variés les effets d'une même cause qui, pour nous tuer, suscite contre nous des affections aussi diverses !

Ne l'avons-nous pas vu : les uns, accablés sous le poids du mal, ne peuvent réagir contre lui et meurent dans une sorte de calme, épuisés, énervés; les autres, en proie à des souffrances, à des anxiétés cruelles, à une foule d'accidents nerveux des plus bizarres, sans cesse renouvelés, expirent dans une extrême agitation. D'autres ne résistent à ces tortures que pour mourir un peu plus tard : ceuxci, d'un cancer de l'estomac, des intestins, du foie, du sein, de l'utérus; ceux là, de phthisie du poumon, de ramollissement du cerveau, de la moelle épinière, etc.

En dépit de ces faits avérés, de ces manifestations concluantes, les *localistes* affirmeront imperturbablement que toute maladie nerveuse dérive d'une lésion organique occulte, locale, dont elle n'est que l'effet et le symptôme. Ils ne comprennent pas, ajoutent-ils, comment l'hypochondrie, par exemple, pourrait développer le cancer ou la phthisie. Nieront-ils, cependant, que l'ennui prolongé puisse occasionner une névrose? Non, car ils n'osent nier un fait aussi évident, bien qu'ils ne le comprennent pas davantage.

Parlerai-je enfin de ces lésions organiques si connues, effets immédiats des accidents nerveux? Est-il besoin de dire qu'une attaque de nerfs peut donner lieu instantanément à un anévrisme du cœur, des gros vaisseaux, à la rupture ou à la déchirure de divers tissus, et, par suite, à des épanchements de sang, de sérosité ou de toute autre matière dans le cerveau, la poitrine ou l'abdomen ; et que ces accidents , s'ils ne sont immédiatement suivis de mort, produiront probablement des concrétions sanguines, des kystes, des indurations, des ramollissements et suppurations des plus graves. Ces faits sont trop matériels pour ne pas être saisis ; et comme ils ne sont, du reste, niés par personne, je ne m'y arrêterai pas. Je ne voulais parler que des maladies organiques dues aux névroses, de celles qui se forment lentement et d'une manière occulte.

Mais de combien de névroses et de névralgies multiformes, de combien de troubles fonctionnels ces affections organiques n'auront-elles pas été précédées ! Et quels efforts réactionnaires n'aura pas fait le système nerveux pour tâcher de détruire cette cause morbifique ! Attaqués par elle et avant d'en être lésés, quels cris de détresse nos organes n'auront-ils pas poussés !

Si vous fussiez venu opportunément au secours de l'organisme dans sa lutte, en relevant et en fortifiant l'innervation, vous l'eussiez rendu moins irritable, moins vulnérable en le faisant plus fort ; vous eussiez, du même coup, abattu ou du moins diminué la puissance de la *cause ;*

et, sans nul doute, il eût triomphé de cette ennemie.

En présence de combats si dangereux, de symptômes si alarmants, que fait le médecin? rien!!! Que dit-il? « C'est nerveux. » Si bien, qu'à l'entendre, on croirait vraiment que la médecine n'aurait souvent pour objet que de reconnaître la maladie. Mais la médecine, en aucun cas, ne peut accepter un pareil reproche; n'assumons donc pas sur elle les fautes du médecin. La médecine, au contraire, c'est l'action; guérir est son unique but.

Traitement.

On conçoit que je ne puis entrer ici dans les détails du traitement qui convient à chaque maladie nerveuse, et que je dois me contenter de quelques généralités sur la puissance des médicaments actifs, et sur la nécessité de leur emploi dans ces sortes d'affections.

Si on eût sérieusement réfléchi à l'action qu'exerce le médicament sur l'économie, au changement qu'il opère dans les fonctions de nos organes, en modifiant leur vitalité, nous manierions plus adroitement cette matière médicale, et voyant les salutaires effets de son emploi éclairé, nous y aurions plus de confiance. Mais non, on s'occupe de tout, excepté de cela.

On passe des années à l'étude de l'anatomie, et c'est à

peine si l'on donne quelques semaines à l'étude de la thérapeutique, cette partie essentiellement utile de la science
médicale. Le reste, en effet, n'est qu'accessoire. La connaissance de l'anatomie est indispensable à connaître, sans
doute; mais, en définitive, elle n'est qu'un moyen pour arriver au but qui est la thérapeutique, puisqu'elle consiste à
chercher et à administrer les remèdes propres à guérir.
C'est à cela que se réduit tout notre art; c'est là que le médecin devrait se montrer, et c'est là que trop souvent, hé-
las! il s'éclipse.....   .

Oui, je le dis avec peine, mais sans crainte d'être dé-
menti : cette partie importante de la médecine est restée si
loin en arrière des autres, qu'elle est encore à son en-
fance. Et l'on ne chercherait pas à l'en faire sortir par tous
les moyens imaginables? On ne ferait aucune innovation?
On suivrait servilement et aveuglément cette vieille routine
par crainte de la critique! Laissons de côté tous les vieux
préjugés que viennent condamner chaque jour d'importantes découvertes, souvent offertes par le hasard.

Quand on voit les effets du chloroforme, quand on pense
qu'une petite cautérisation de l'oreille guérit instantanément la sciatique, ne devons-nous pas aller avec courage à
leur recherche? L'intérêt de l'humanité, l'honneur de notre profession l'exigent.

S'il y a si peu de médecins qui se sentent la force d'entrer dans cette voie, c'est parce qu'ils ne cherchent point
assez à se rendre compte de la manière dont agissent les remèdes qu'ils emploient, et que, par le mauvais choix qu'ils
en font, obtenant souvent des effets contraires à ceux qu'ils

en attendent, ils finissent par ne plus y avoir grande confiance. Les thérapeutistes eux-mêmes se contentent de signaler les effets accoutumés produits dans l'économie animale par chaque médicament, sans se préoccuper de ce qui
doit nécessairement se passer par le contact de l'agent thérapeutique avec la substance organisée, pour que ces effets
puissent avoir lieu ; et voyant, comme je viens de le dire,
qu'ils ne sont jamais absolument identiques, ils les croient
dûs à des causes très-variées. Ils se trompent, et à cause de
cette erreur, ils ne peuvent rien essayer par induction, par
analogie, qui soit capable de faire sensiblement progresser
la thérapeutique.

Faut-il s'étonner, d'après cela, du peu d'accord qui règne
entre les médecins, et que, sur dix consultés pour un même
cas, il ne s'en trouve pas deux qui prescrivent le même médicament? Mais cela doit être, et il en sera toujours ainsi, tant
que la thérapeutique ne sera pas basée sur un principe vrai,
qui sera le même pour tous, et le point de départ de chacun. Jusque-là, les médecins tâcheront d'arriver à leurs
fins par des moyens divers , quelquefois diamétralement
opposés ; et, pour atteindre le même but, ils se tourneront
le dos.

Ce n'est pas en agissant de la sorte que l'on fera marcher
la science, et que l'on parviendra à découvrir, pour chaque
maladie, un remède sûr, un *spécifique* enfin ; (j'emploie à
dessin ce mot *spécifique* dont se moquent les ignorants.)

Le spécifique ! Mais c'est l'idéal de la médecine ; c'est vers
lui que doivent tendre tous nos efforts ; car tant qu'il n'y
aura pas autant de spécifiques que de maux, on ne parvien-

dra à guérir que par des moyens détournés, en suscitant mille troubles divers dont nous ne pouvons d'avance calculer les résultats.

L'observation de certains faits, d'abord, puis des expériences m'ont prouvé que l'action de tous les médicaments sur notre économie, qu'ils soient portés à l'intérieur, ou appliqués à la surface, était simple, identique, et constamment la même au fond, malgré la différence dans leurs effets apparents ; que tous, sans exception, agissaient uniquement en développant, par leur contact avec les autres corps, plus ou moins d'électricité, et en tendant à leur faire partager les propriétés qu'ils possèdent.

Cette électricité est-elle identique, ou diffère-t-elle, selon la substance qui la produit? C'est ce qu'on ne peut apprécier par aucun instrument. C'est toujours, en apparence, une électricité semblable et analogue à l'électricité générale, qui se développe; et pourtant, ce me semble, chaque corps a son électricité propre.

Mais le point important, pour le médecin, est de bien connaître quelle est la substance qui en produira le plus, sous un volume donné, car son activité médicamenteuse sera en raison de sa puissance électrique. Cette puissance n'est pas seulement propre au médicament, elle convient à toute la matière ; c'est une propriété générale des corps.

C'est cette grande force mystérieuse qui régit l'univers tout entier ; c'est elle qui opère toutes ces métamorphoses, tous ces phénomènes qui nous étonnent. Son action est constante et universelle ; sans cesse elle s'exerce en nous et sous nos yeux ; nous en voyons les effets, nous les sentons en nous-mêmes sans nous en rendre compte.

Toute matière sera donc d'autant plus active qu'elle développera, sous un volume donné, une plus grande quantité d'électricité ; et, mise en contact avec toute autre qui en développera moins qu'elle, sous un même volume, elle la dominera et lui fera partager la vertu qu'elle possède, la force qui l'anime.

Ainsi, la substance que nous introduisons dans notre économie est-elle inerte, et d'après moi, peu électrique? Elle y reçoit la vie, la sensibilité et toutes les facultés dont nous sommes doués, et cela d'autant plus docilement qu'elle est plus inerte : c'est un aliment.

Est-elle, au contraire, très-électrique? Alors, puissante et indépendante, elle résiste avec une force proportionnelle à la quantité d'électricité qu'elle produit : c'est un médicament.

Ces deux dernières règles paraîtraient peut-être admettre quelques exceptions.

On pourrait objecter qu'une matière terreuse, inerte, introduite dans l'économie animale, n'y remplira la fonction ni d'aliment ni de médicament.

J'admets que l'action qu'exercera cette matière soit trèspeu marquée sous ces deux rapports ; mais il est bien certain qu'elle en exercera une quelconque dans l'un ou l'autre sens, et sans doute même dans les deux sens à la fois, toujours suivant les lois que nous avons fait connaître.

Mais occupons-nous plutôt des substances actives ; elles intéressent davantage notre sujet. Prenons le fer pour exemple, et voyons s'il n'agit pas à peu près sur nous comme sur tous les autres corps de la nature, vivants ou non vivants, quels qu'ils soient. Tout nous prouve, en effet, que ce puissant producteur et conducteur de l'électricité agit sur l'homme comme il agit sur le globe terrestre. Il communique à l'un comme à l'autre le fluide électrique qu'il développe par ses combinaisons incessantes ; il conduit et répartit également celui qui se trouve en eux.

Ce fluide, joint à cette force indépendante, à cette électricité propre à l'homme et à tous les êtres vivants, se confondra avec elle sous le nom de fluide nerveux, animal. Rentré dans le réservoir commun, réuni à l'électricité des corps inorganiques du globe, il s'appellera général, terrestre ; c'est pour cela que le fer est nécessaire partout, et si répandu.

Quels troubles vitaux, quels désordres effrayants ne se manifestent-ils pas chez ceux qui en manquent! Comme il sert à entretenir le mouvement et la vie chez l'homme, de même il donne à la terre le mouvement et une sorte de vie, en provoquant ces courants électriques qui parcourent sa masse à l'intérieur et rayonnent à sa surface.

A-t-on su que le fer n'est si nécessaire dans le sang, que parce qu'il y conduit et y développe un fluide électrique, ici l'influx nerveux qui sert à le vivifier? J'ai même pu, sans analyse, à l'aide de l'électro-galvanisme, apprécier si le sang en contenait peu ou beaucoup.

Ce n'est pas le fer seulement qui agit ainsi dans notre économie. Tous les autres corps de la nature, à quelque règne qu'ils appartiennent, se conduiront d'une façon analogue avec la substance instable qui nous constitue, quand ils se trouveront en contact avec elle. Toujours il en résulte, je le répète, une production de fluide électrique. D'après le langage des physiciens, il sera positif ou négatif; c'est tout ce que nous pouvons en dire dans l'état actuel de nos connaissances.

Mais quelle différence entre les effets produits par une même cause! L'ordre, le calme et la santé, selon que le fluide naissant rétablira l'équilibre et l'harmonie entre les fluides existants, en aidant au plus faible, en saturant et en neutralisant le plus fort; le désordre, l'agitation, la mort même, quand, au contraire, se joignant au plus fort, il tendra à détruire de plus en plus cet équilibre, cette harmonie si nécessaires.

C'est ici qu'il faut bien connaître quel est l'élément en souffrance dans l'organisme, de quel pôle la puissance doit être augmentée pour qu'il fonctionne régulièrement. Je développerai ces idées dans mon ouvrage sur la matière; je ne puis le faire ici. Je demanderai seulement comment on a pu méconnaître que l'électricité est cette puissance dynamique, unique et universelle, l'âme de l'univers, de laquelle dépendent les différents états des corps; car la chaleur et la lumière n'en sont peut-être que des effets. Et quand elle se manifeste en tout et partout, quand nous la sentons, quand nous la voyons se modifiant sans cesse en nous et autour de nous, est-il davantage possible de douter que c'est d'elle que viennent le bien-être et le malaise, le plaisir et la peine, la santé et la maladie, la vie et la mort?

Il était donc tout naturel de remonter à cette force essentielle qui met notre organisme en action, qui le régit, et de l'étudier avec attention pour savoir si les troubles, les désordres, les accidents de toutes sortes qui se manifestent dans l'économie, tiennent au défaut ou à l'excès d'action de ce principe.

Au lieu d'aller chercher les causes des maladies dans l'examen approfondi des phénomènes vitaux, chacun a eu recours à son imagination pour les découvrir ; et tous, chose étonnante, ont pris pour des causes ce qui n'était que des effets.

Les uns les ont placées dans l'altération du sang, de la lymphe ; les autres dans la bile, les glaires et autres humeurs, comme si le vice des liquides et des solides qui nous constituent, n'était pas dû à un trouble de la fonction nerveuse d'où ils tirent leurs qualités.

Mais une idée plus singulière que toutes les autres, émise dernièrement, serait que toutes les maladies proviendraient de vers, de petits insectes, d'animaux qui nous dévoreraient sans cesse ; et, partant de ce principe erroné, on a mis tout en œuvre pour leur destruction.

Il est surprenant qu'une pareille opinion vienne d'un chimiste, qui, chaque jour, est à même d'apprécier le rôle que joue l'électricité dans toutes ses opérations. Quel embarras lui ont donc causé ces insectes vivants pour lui suggérer cette idée ? Non que je veuille nier, certes, qu'il y ait dans nous et même sur nous des insectes, des parasites : j'en ai vu plus d'une fois. Mais, si je ne me trompe, ce ne sont point ces petites bêtes qui donnent les maladies, mais bien les maladies qui donnent ces petites bêtes.

Donnons-en des preuves : qu'une cause bien claire pour tout le monde, une apoplexie, par exemple, mette nos jours en danger pendant un certain temps ; nous verrons souvent ces parasites de la peau naître abondamment de la fermentation des humeurs morbides qui s'en exhalent difficilement. Qu'un coup porté sur une partie quelconque de notre corps trouble seulement les fonctions en ce lieu, la circulation, la nutrition, l'absorption, l'exhalation ne s'y exerceront plus qu'incomplétement ; et cette partie, ne partageant plus exactement avec le reste de l'économie la puissance qui l'anime, lui devient étrangère. Elle change de couleur, de forme, de consistance, elle prend un caractère squirrheux, cancéreux ; on y découvre des insectes : ces animaux auront-ils été la cause de cette désorganisation ? Évidemment, non. Que les voies digestives soient frappées d'atonie, des vers se développent dans les saburres qui s'y accumulent. Des quantités innombrables d'une autre espèce se montrent après la mort générale. Tous tirent leur vie de notre mort.

Tout cela ne nous prouve qu'une seule chose, c'est cette vérité incontestable, que toute matière organique veut être mise sans cesse en mouvement ; qu'elle n'a pas plus tôt perdu la force qui l'animait, qu'une autre s'en est emparée.

Si la cause de presque toutes les maladies est simple dans le principe, les effets sont nombreux et variés, et les moyens qui sont à notre disposition pour les combattre, ne le sont pas moins. Les uns sont prompts et directs, les autres lents et indirects ; tous peuvent réussir, tous peuvent échouer, selon les cas : le tout est de bien choisir. Au nombre des pre-

miers, les principaux sont l'électro-puncture, l'acupunc-
ture, l'électro-magnétisme, les bains électro-galvaniques;
l'électricité, en un mot, prenant différents noms d'après
l'appareil qui la produit, et ses différents modes d'applica-
tion ; la chaleur, le froid, le chloroforme, l'acide cyanhy-
drique, l'éther, l'ammoniaque, le musc, le camphre, la va-
lériane, et, en général, toutes les substances volatiles, aro-
matiques, qui semblent, par leur nature, se rapprocher
davantage du principe qu'elles sont appelées à modifier. Le
fer, le zinc, le bismuth, la digitale, la strychnine, l'opium,
la belladone, le quinquina, les révulsifs et les dérivatifs, les
diverses onctions et frictions, les bains et douches de toutes
sortes, les affusions d'eau chaude ou froide, avec ou sans
médicament, peuvent être rangés parmi les seconds.

Je me résume et je dis : tout est remède dans la nature ;
tous les corps servent à l'entretien de la vie et de la santé,
par cela même que tous tendent à la destruction de l'une
et de l'autre. Les substances capables de développer, dans
l'économie, beaucoup d'électricité sous un petit volume,
peuvent être employées comme médicaments; celles qui,
sous un assez fort volume, n'en développent que très-peu,
peuvent servir d'aliments.

Les électricités, en se combinant, donnent naissance à
tous les êtres ; elles les tuent en se dissociant. De l'union de
ces deux fluides dépend la vie ; de leurs proportions dépend
la santé, dont le médicament est le réparateur.

FIN.

www.ingramcontent.com/pod-product-compliance
Ingram Content Group UK Ltd.
Pitfield, Milton Keynes, MK11 3LW, UK
UKHW021354100726
13657UKWH00006B/2076